AF670930

28 TageBUCH

28 TageBUCH

Ausführlicher Erfahrungsbericht
über die Wirkung des
Kollagen-Produkts

ELASTEN

Marion Estermann

Die Deutsche Nationalbibliothek verzeichnet diese Publikation in der Deutschen Nationalbibliografie; detaillierte bibliografische Daten sind im Internet über: https://www.dnb.de abrufbar

Für Fragen und Anregungen:
marion.estermann@ees.at

©2021 Marion Estermann

Autorin: Marion Estermann
Käthe-Kollwitz-Straße 7
38855 Wernigerode

Umschlaggestaltung: Coverdesigner Bookmundo
Bild: Marion Estermann

Druck/Vertrieb: Bookmundo, ein Service von Mijnbestseller Nederland B.V. | Delftestraat 33 | 3013AE Rotterdam

ISBN: 9789403627472 (deutsch Druck)
ISBN: 9789403640877 (englisch Druck)
ISBN E-book: 9789403640860

Das Werk, einschließlich seiner Teile, ist urheberrechtlich geschützt. Jede Verwertung ist ohne Zustimmung des Verlages und der Autorin unzulässig. Dies gilt insbesondere für die elektronische oder sonstige Vervielfältigung, Übersetzung, Verbreitung und öffentliche Zugänglichmachung.

Dieses Buch ist ein persönlicher Erfahrungsbericht und stellt keine Werbung dar.
Die Erstellung des Berichtes steht in keinerlei wirtschaftlichem Zusammenhang mit Quiris Healthcare GmbH & Co.KG und wurde weder beauftragt noch gefördert.

Inhalt

Vorwort

Der Wunsch, mein jugendliches Aussehen ein wenig länger zu erhalten, veranlasste mich zur Suche nach einem wirksamen Mittel. Wenn man, wie ich, operative Methoden nicht in Betracht zieht, bietet der Markt eine breite Palette an Produkten. Und jedes soll das Beste im Kampf gegen das Altern sein. So kann man von außen oder/und von innen dagegen steuern.
ELASTEN ist ein Mittel, das von innen wirkt.
Neben Sport und ausgewogener Ernährung trage ich täglich Cremes und Seren auf und versuche so, Falten und andere Alterserscheinungen der Haut zu vermeiden oder zu reduzieren.
Der Zahn der Zeit nagt indes unbeirrbar weiter.
Äußerlich sichtbar sind die üblichen kleinen Falten.
Innerlich quält mich seit den dreißiger Jahren ein schmerzhaftes Wirbelgleiten, was mich sogar zur Aufgabe meiner Selbstständigkeit mit einem „Privaten Betreuungs- und Hausservice“ zwang.
In einem Magazin stolperte ich über einen Beitrag zum Kollagen-Produkt ELASTEN.
Nach anfänglichem Zögern, ausgiebiger Recherche und Beratung in der Apotheke, entschied ich mich zum Kauf.
Dass ich mit diesem Saft mehr als nur ein verjüngtes Hautbild erhalten würde, konnte ich nicht ahnen.
Diese Entwicklung ist einfach zu kostbar, um sie nicht mit JEDEM zu teilen.
Für etwas mehr als ein Jahr führte ich dieses Tagebuch und gebe darin detailliert meine Erlebnisse mit dem Produkt ELASTEN wieder.

Entscheidungsphase

Mein Leben zählt bereits sechsundvierzig Jahre. Ich habe drei Kindern das Leben geschenkt und werde von einem süßen Jungen OMA gerufen.
Bis zum heutigen Tag habe ich es geschafft, meinen Körper in einer ansprechenden Form zu halten.
Doch der Blick auf meine Haut macht mich zeitweise nur noch in einem schmeichelhaften Licht glücklich.
Ich rauche nicht, nehme keinerlei Medikamente, trinke nur ab und an mal Alkohol, dafür umso mehr Wasser und mache Sport. Den Schokoladenkonsum habe ich schon vor Wochen reduziert. Ich ernähre mich gesund und ausgewogen, mit reichlich Obst und Gemüse.
Ich könnte zufrieden sein. Bin ich. Aber nicht vollständig!
Ein entscheidender Faktor stört mich und diesen will ich bekämpfen.
Einige Stellen meines Körpers verraten, über die Haut, mein wahres Alter. Besonders an den Händen. Die trocken wirkende Haut ist mit zahlreichen Altersflecken dekoriert. Mein Dekolleté sieht, besonders nach dem Schlaf, aus, als hätte man Papier zerknittert und wieder ausgebreitet. Tiefe Furchen befinden sich in trauter Gesellschaft mit vielen feinen Linien.
Schönheitsschlaf kann ich also, von Tag zu Tag, immer mehr vergessen.
Die äußere Behandlung mit Cremes gerät an ihre Grenzen. Ich mag mir gar nicht vorstellen, wie das in zwanzig Jahren aussehen wird.
So brennt der Gedanke, dass ich etwas für meine Haut machen möchte, täglich stärker.

Auch die Kraft meiner Haare lässt spürbar nach. Mein dunkler Bob ist zwar die perfekte Frisur, mit der ich mich hundertprozentig wohl fühle.
Doch sehe ich nach der Haarwäsche zahlreiche meiner Haare, die sich traurig im Abflussgitter festzuhalten versuchen.

Als ich mein Zeitschriftenlager vor der Entsorgung durchblättere, fällt mir ein Beitrag über ELASTEN auf.

ICH VERSTEHE:
Ein Mittel, das von INNEN wirkt.
JA! JA! JA! Wahre Schönheit kommt doch von INNEN! Das muss es sein! Zahlreiche Damen aus der Fernsehwelt sollen dies verwenden. Und mit Verlaub, die Beispiele waren gut gewählt.
Der Gedanke verfängt sich in meinem Kopf. Er nistet sich ein und geht nicht mehr weg.
Ich informiere mich erst auf einigen Seiten im Netz. Ich lese Berichte auf der Firmenseite, Studien und kurze Anmerkungen anderer, die es bereits verwendet hatten. Richtig aussagekräftig für meine Fragen war aber alles nicht. Der Wunsch nach Änderung ist so groß, dass selbst die wenigen negativen Stimmen mich nicht von meinem Gedanken abbringen können, das trinkbare Schönheitsserum zu probieren.
Normalerweise würde ich solche Mittel lieber anonym im Internet kaufen. Mein Mann schickt mich allerdings zur Apotheke. Auch in den Zeilen des Artikels wurde die Beratung durch die Apotheke hervorgehoben. Also nutze ich einen unverfänglichen Besuch der Apotheke zur Nachfrage bei einer Mitarbeiterin.
Und es geschah UNERWARTETES.

Beinahe wie unter Freundinnen sprechen wir offen über dieses WUNDERMITTEL.
Mit jeder Information aus ihrem Computer zeigt auch sie ausgiebiges Interesse. Sie hätte auch schon davon gehört, sich aber davor gescheut.
Sie bestätigt mir, dass es keine Nebenwirkungen zu befürchten gäbe.
Wir plaudern ganz entspannt über die unliebsamen Folgen des Älterwerdens und dass die Hoffnung auf Abhilfe durch ELASTEN durchaus greifbar sein könnte. Damit sollte das dünner gewordene Kollagennetz in der Haut wieder repariert werden und bestehende Fältchen gemildert oder neue vermieden werden. Meine Haare und Nägel würden von dem beigemischten Biotin profitieren.

Ich gewähre mir, wegen des nicht so niedrigen Preises, etwas Bedenkzeit.
Wenige Tage später allerdings hätte ich nicht mehr schlafen können, wenn ich nicht endlich diesen Versuch wage.
Mit der zweiten Apotheken Mitarbeiterin habe ich genau dasselbe intensive Gespräch. Voller Zuversicht bestelle ich meine erste Packung ELASTEN zum nächsten Tag.

Mit einem abgerungenen Versprechen auf AUSFÜHRLICHE BERICHTERSTATTUNG verlasse ich, mit meinem Schatz in den Händen, die Apotheke.

Das Mittel der Wahl

Die ELASTEN BOX

ist eine sehr stabile Kiste mit unaufdringlichem, aber doch ansprechendem Design.
Der Deckel schützt achtundzwanzig braune Ampullen aus Plaste mit einem roten Schraubverschluss.
Ein kleines Informationsheft mit Produktinformationen in verschiedenen Sprachen liegt innen.
Sieben Reihen zu je vier Fläschchen, mit fünfundzwanzig Millilitern des flüssigen Kollagenproduktes, warten auf ihren Einsatz.

Der Plan

Mit ELASTEN soll ich nun eine Möglichkeit haben, meiner Haut etwas Jugend zurückzubringen.
Um eine zuverlässige Einschätzung über die Wirkung von ELASTEN geben zu können, werde ich meine bisherigen Lebensgewohnheiten beibehalten.
Da der normale Alltag unter der Woche mit Kindern, Haushalt, Arbeit und anderen Terminen reichlich Ablenkung bietet, suche ich mir einen Tag aus, an dem mein neues Leben starten soll.
Sonntag, der Tag vor meinem siebenundvierzigsten Geburtstag, wird es sein.
Da ist die Chance am größten, dieses geschichtsträchtige Vorhaben zu einhundert Prozent zu starten.
Da meine Ergebnisse nicht nur für die beiden Mitarbeiterinnen der Apotheke von Interesse sein könnten, dokumentiere ich jede Veränderung in diesem 28 TageBUCH.

Erste Woche / Tag 1 bis 7

Tag 1

Sonntag, der Tag vor meinem siebenundvierzigsten Geburtstag

Der erste Gedanke HEUTE FÄNGT MEIN NEUES LEBEN AN … spült mich geradezu aus meinem Bett. Nicht, dass ich sonst nicht gern aufstehen würde. Aber heute habe ich GROßES vor.

Mein Frühstück – zwei Vollkorntoasts mit Wurst und Marmelade – habe ich heute besonders genossen. Zwei große Tassen Kaffee dazu. Sonst kann ich nicht den Tag beginnen. Wirklich!
Der große Augenblick naht. Ich spüre eine gewisse Aufregung.

Nicht ganz befreit von Unsicherheit, was ich da meinem Körper zuführe, beschloss ich, nur die positiven Gedanken zuzulassen.

Nach kurzem Schütteln öffne ich die ERSTE FLASCHE ELASTEN und lasse den Inhalt in meinen Mund fließen. Ganz bewusst schlucke ich die Flüssigkeit hinunter.
Den Geschmack würde ich mit CREMIGER TRAUBENSAFT beschreiben.
Es schmeckt gesund fruchtig. Nicht zu süß, mit einer leicht säuerlichen Note.
Es ist nicht mehr als ein guter Schluck.
Das System ist geladen!

Bevor ich mich auf den Crosstrainer stelle, betrachte ich genau meine BAUSTELLEN. Ich versuche, mir jede Delle und trockene Stelle ganz genau einzuprägen. Nochmal tief durchgeatmet und rauf.
LAUFEN. Meine Playlist spielt meine Lieblingssongs und ich komme nicht umhin, als die Bewegung zu genießen.

Drei Kilometer in fünfzehn Minuten. Das ist nichts Neues, aber heute ist es BESONDERS. In Gedanken forme ich an meinem Körper herum und sehe mich schon straff und jugendlich. Ich stelle mir vor, wie jede Umdrehung das Elixier in meine Zellen spült.
An dieses kurze Aufwärmprogramm schließt sich eine Radtour an. Ich habe einen kleinen Katzen-Fütterungs-Auftrag angenommen. Mein Sohn und ich nutzen die regenfreie Zeit, um mit dem Rad die knapp sechs Kilometer dahin zu radeln.

Auffällig ist, dass ich jede Minute an die Wirkung von ELASTEN denken muss.
LOS! ARBEITE! MACH DAS, WORAUF ICH HOFFE!
Diese Gedanken haben mich völlig in Beschlag genommen.

Der erste Selbstbetrug lässt nicht lange auf sich warten. Das Glas Schokoaufstrich steht verlockend in der Küche rum. Zu wenig, um für ein Brot zu reichen. Aber genug, um mit einem langen Löffel ausgekratzt zu werden. Also stehe ich mit Überzeugung zur geglückten VERFÜHRUNG. Ich beruhige mein Gewissen damit, dass ich heute schon sehr viel Energie verbraucht habe.

Der Rest des Tages verläuft gewohnt wie immer. Sonntags ist Entspannung angesagt. Da morgen nicht nur mein Geburtstag, sondern auch wieder Schultag ist, liege ich bald im Bett.

Noch zum Einschlafen denke ich an diesen ersten Tag mit ELASTEN zurück. Ich bin sehr zufrieden, dass ich keine unerwünschten Reaktionen darauf festgestellt habe. Bis jetzt. Ob man etwas verträgt oder nicht weiß man ja immer erst, wenn man es probiert hat.

Ich freue mich auf morgen. Auf mein zweites Fläschchen Jugend.

TAG 2

Montag (mein 47. Geburtstag)

Aufgeregt, wie ein kleines Kind, habe ich letzte Nacht nicht sehr gut geschlafen.
Da greift man sich doch an den Kopf.
Mein Mann hat mir für den heutigen Ehrentag Frei verschafft. In Erwartung an die zahlreichen Glückwünsche ist das ratsam. So kann man ja nicht arbeiten.

Mustergültig starte ich auch heute mit einem guten Frühstück in den Tag. Haferflocken mit Milch, Früchten und Nüssen. Dazu wie gewohnt, der kalt gewordene Kaffee. Man kaut ziemlich lang an dem bisschen Getreide.
Komm her, ELASTEN, du Jugend schenkende Flüssigkeit. Der gute Schluck bahnt sich den Weg durch meinen Verdauungstrakt.
Anschließend tue ich meinem Körper ein paar Yoga-Übungen an.
Ich stehe stark wie ein BAUM und sicher wie der KRIEGER.
Und dann gewährt der HUND einen schockierenden Blick auf meine Oberschenkel Innenseiten. Eine weitere Baustelle.

Zum Kaffee, mit meinem Jüngsten und meinem Mann, gönne ich mir darauf gleich mal zwei Stück Torte. Ist eh erst die zweite Flasche. Und ich habe Geburtstag.

Ja, ja…ich weiß! So kann man keinen Blumenstrauß gewinnen.

Ab morgen lasse ich mich nicht mehr verführen.

Tag 3

Dienstag

Zum Frühstück gönne ich mir den intensiven Geschmack von Vollkornbrötchen.
Das schmackhafte Elasten rundet die erste Mahlzeit des Tages ab.
Dabei schaue ich aus dem Fenster und kann die Schwalben beobachten, die keinen Zweifel mehr lassen. Es ist Sommer.

Weiter geht es mit Sport auf dem Crosstrainer. Selbe Zeit, selbe Distanz, selbe Playlist.
Das Laufen geht wie von selbst.
Ein Selbstläufer.
Lach
Die wohlige Wärme breitet sich in meinem Körper aus, der Schweiß möchte raus.
Zur anschließenden Dehnung sagt jeder Muskel einfach nur Oh Ja.

Als möchte ich mich selbst über mich lustig machen, suche ich im Spiegel nach Veränderungen.

An Tag Drei.

Ja klar.

TAG 4

Mittwoch

Heute ist der vierte Tag.
Ich denke kurz nach, was ich gestern zum Frühstück hatte.
Manchmal ist es knifflig, diese Antwort herauszufinden.
Ach ja, das waren Vollkornbrötchen.
Heute gönne ich mir mal wieder warme Haferflocken mit Früchten und Hirnfutter.

Als Nachtisch ein Fläschchen ELASTEN.
Das vierte.
Lecker, wie die ersten drei.
Ich habe mir ein SYSTEM ersonnen, das verhindert, dass ich nicht weiß, welches Fläschchen mir Heute Gutes tun kann.
Ich stelle die Leeren einfach mit dem Verschluss nach unten in ihre Garage zurück.
So sehe ich nur die, die noch ihre Arbeit leisten müssen.
Schön der Reihe nach grase ich meine Wiese ab.

Meine Sporteinheit besteht aus meinen gewohnten drei Yoga-Übungen.
Langsam schleicht sich Routine ein.
Zweifel an meinem Vorhaben habe ich nicht, auch wenn manchmal ein wenig Enttäuschung mitschwingt. Ich wär so gern viel schneller wieder jung.

Trotzdem geht es voll motiviert in meinen weiteren Tag.

Tag 5

Donnerstag

Mein morgendliches Frühstücksritual unterscheidet sich nur geringfügig.
Heute dürfen es mal wieder zwei Vollkorn Toasts zu meinem heißen Kaffee sein.
Etwas Meerrettich unter dem Kassler macht aus beiden Scheiben eine scharf-frische Köstlichkeit.

Danach lasse ich mir mein Fläschchen Jugend schmecken und tobe mich anschließend in den fünfzehn Minuten, auf dem Crosstrainer, richtig aus.
Ich komme nicht umhin, mir immer wieder vorzustellen, wie das Elasten durch diese Bewegung in meinen Kreislauf gerät.

Kann es sein, dass meine Haut sich verändert?
Ich schaue in den Spiegel, bin aber nicht sicher, ob mir nicht nur Einbildung einen Streich spielt.

Die Sehnsucht nach einer positiven Veränderung wächst.

Morgen sehe ich vielleicht schon mehr.

Tag 6

Freitag

Heute ist Freitag.
Im wahrsten Sinne ein freier Tag für mich seit langem.

Diese Freiheit lässt mich beschwingt in den Tag starten.
Mein Frühstück ist heute eine schöne Haferflockensuppe mit Körnern, Nüssen und Früchten.
Das hält mich lange satt.
Den Abschluss der ersten Energie des Tages bildet ein weiteres Fläschchen ELASTEN.

Da ich mir einen straffen Plan zurechtgelegt habe, müssen kurze Yoga Übungen heute reichen.

Am Ende dieses Tages bin ich mehr als zehntausend Schritte gegangen.
Dafür habe ich zu wenig getrunken.
Und das, obwohl es sommerlich warm ist.

Spätestens morgen früh werde ich sehen, was der Flüssigkeitsmangel mit meiner Haut macht.
Dagegen kommt auch ELASTEN nicht an.
Oder?

Tag 7

Samstag

Wie erwartet blickt mich heute Morgen mein tief gefurchtes Dekolleté aus dem Spiegel an.
Genügend zu trinken, ist eben ein weiteres Geheimnis praller Haut.
Heute Abend kommen meine beste Freundin und ihr Partner zu einem gemütlichen Abend vorbei.
Das bedeutet, nach dem ausgiebigen Programm von gestern ein weiterer Tag mit viel Bewegung.

Aber mit Freude darauf lasse ich mir beim Frühstück Zeit, trinke mit Bedacht die siebte Flasche Elasten und zelebriere Baum, Krieger und Hund.
Und es ist schon morgens heiß.
Das Jeanskleid, das ich schon seit dreiundzwanzig Jahren anziehen kann, passt mir in diesem Jahr nicht mehr so gut, wie noch im Jahr zuvor.
Wenn Elasten mich wieder straff gemacht hat, sitzt es sicher wieder.

Nach stundenlanger Vorbereitung muss ich, vor der zweiten Etappe der Vorarbeiten, meinem Rücken eine Pause gönnen.
Der brennende Schmerz um die Hüfte wird mit jeder Minute stärker. Die Angst, mich durch eine falsche Bewegung völlig ins Aus zu befördern, steigt ebenfalls.
Schuld daran ist ein Wirbelgleiten im unteren Rücken. Das hat mich sogar vor sechs Jahren zur Aufgabe meiner Selbstständigkeit mit einem „Privaten Betreuungs- und Hausservice“ gezwungen.

Was bedeutet Wirbelgleiten und welche Auswirkungen hat es für mich

Seit meiner frühen Jugend war ich an körperlich schwere Arbeit gewöhnt. Beim Kohlen schippen, Heuballen werfen und ausgiebigen Umräumungs-Aktionen habe ich mir nie Gedanken um meine Wirbelsäule gemacht.
Diese Arbeiten und ein Hohlkreuz begünstigten die fortschreitende Schädigung. Mit dreizehn Jahren hatte ich meinen ersten Hexenschuss.
Während meiner Tätigkeit in einem Altenheim mussten fast täglich Tische und Stühle für Aktivitäten mit den Bewohnern gerückt, getragen und gehoben werden. In dieser Zeit nahmen die Beschwerden dramatisch zu. Zeitweise hatte ich Schwierigkeiten beim Gebrauch meiner Beine. Mein Unterleib hatte Probleme die Innereien zurückzuhalten. Auf Deutsch gesagt, hatte ich das Gefühl, mir würde alles rausfallen. Nach meiner Kündigung dieser Tätigkeit, war meine Selbstständigkeit mit meinem „Privaten Betreuungs- und Hausservice“ zusätzlich wenig förderlich.
Ich konnte nichts mehr heben, ohne meine Knie abzustützen. Normales Bücken ging nicht. Ich hockte mich direkt auf den Boden und nahm mit steifem Rücken, das was ich haben wollte, vom Boden auf. Mit der Zeit erledigte ich die meisten Arbeiten nur noch auf Knien. Mich aus einer gebeugten Position aufzurichten, schaffte ich nur durch das Abstützen meiner Hände auf den Oberschenkeln. Am auffälligsten war aber der plötzliche Schmerz, der durch mein Kreuz schoss, wenn ich mich von einer sitzenden Position erhob. Mein Mann bezeichnete es mal, als würde man mich anschießen. Ich wollte von Stuhl, Bett oder Couch aufstehen und erstarrte mit schmerzverzerrtem Gesicht in dieser Position. Bis ich dann die Bewegung beenden konnte, dauerte es einen Moment.

Es war so schlimm, dass ich mir vorher immer schon überlegte, ob ich mich wirklich hinsetzen oder aufstehen sollte.
Betten beziehen oder Staubsaugen musste ich am Ende eines Tages machen, denn danach konnte ich nichts mehr.
Die ärztliche Diagnose dazu heißt – Spondylolisthese...zu Deutsch: Wirbelgleiten.
Diese Instabilität der Wirbelsäule wird verursacht durch das Gleiten eines Wirbels über den darunterliegenden Wirbel. Dabei wird die Bandscheibe verschlissen, was mit einer Höhenminderung einhergeht. Diese führt zu Nervenschädigungen, die bis zu Lähmungserscheinungen der Beine führen können und eine Beeinträchtigung der Funktionsfähigkeit der Blase und des Darms nach sich ziehen können. All diese Beschwerden hatte ich bis zur Aufgabe meines privaten Dienstes sehr ausgiebig zu beklagen.
Bei mir ist es der letzte Lendenwirbel, der sich über das Kreuzbein hinausschiebt. Ich war Stammpatient in der Physiotherapie. Nach Beendigung der körperlich schweren Arbeiten milderten sich die Beschwerden. Das „Angeschossen" werden und zunehmende Schmerzen im Tagesverlauf blieben aber. Zeitweise konnte ich mich nicht mal im Bett umdrehen. Neben dem Besuch der Physiotherapie waren Schmerztabletten meine besten Freunde.

ZURÜCK ZU HEUTE:
Nachdem ich meinen Rücken, auf dem Boden liegend, mit angewinkelten Beinen, entlastet hatte, gehen die restlichen Vorbereitungen, mit Unterstützung meines Jüngsten, fix voran.
Nach dieser Entspannungspause ist der Schmerz zwar etwas gemildert, jedoch wird er bis zum Abend stärker werden. Um meinen Gästen nicht mit den Gebrechen einer „alten Frau" den Abend zu zerstören, werfe ich zur Sicherheit eine Schmerztablette ein. Nun kann der Abend kommen.
Dann, bis Morgen!

Zweite Woche / Tag 8 bis 14

TAG 8

Sonntag

War das ein toller Abend.
Bis kurz vor Mitternacht haben wir vier alkoholfreie Cocktails gemixt, leckere Snacks verputzt und gelacht wie lange nicht mehr. Dank der Schmerztablette hat mein Rücken bis zum Ende der geselligen Runde ziemlich gut durchgehalten. Heute ist wieder Sonntag. Glücklich und gespannt, starte ich in diesen Tag und bereite mich auf die Beurteilung der Ergebnisse der ersten Woche vor.
Mein Frühstück besteht aus einem Sonntagsbrötchen mit Wurst und Käse. Dazu rinnt der Kaffee, wie von selbst, die Kehle hinunter.

Bevor ich auch heute die fünfzehn Minuten Sport mit meiner Lieblingsmusik genieße, führe ich eine erste echte Sichtung meiner Erfolge durch.
Was mir bisher nicht aufgefallen ist, wird mir heute ins Auge springen. Denn HEUTE schaue ich ganz genau hin.
Lass mal sehen…

Eine Woche hat mein Körper nun schon das Wunderelixier zur Verfügung.
Ich vertrage das Produkt ausgezeichnet.
Mir scheint, dass ich besser schlafe als vor der Einnahme. Schon seit letztem Jahr habe ich mich mit Schlafstörungen herumgeschlagen. In den vergangenen Tagen aber wache ich morgens deutlich ausgeruhter auf. Ich bin voll spritziger Energie.

Zugegeben, ich schaue seit dem ersten Fläschchen ELASTEN deutlich öfter in den Spiegel.
Sehr erfreulich ist, dass ich am Morgen im Spiegelbild ein frischeres Gesicht sehe. Die Haut wirkt satt und durchfeuchtet.

Ich schaue meine Hände an…und bin nicht sicher, ob sich da etwas getan hat. Der Hals, das Dekolleté…wohl eher nicht. Aber beschwören würde ich es nicht. Wenn sich etwas verändert hat, so ist es noch nicht sicher zu sagen.

Auch wenn diese ersten Eindrücke über äußere Veränderungen nur vage und vielleicht eingebildet sind, sind die inneren positiven Auswirkungen nicht zu leugnen.
ELASTEN macht etwas mit mir, was ich noch nicht eindeutig beschreiben kann.

Durch diese erste positive Einschätzung aufgetankt, genieße ich mit einer inneren Verbeugung die achte Flasche ELASTEN.

TAG 9

Montag

Gestern Abend ist es etwas später geworden.
Ausgeruht vom Mittagsschlummer habe ich mich vom guten Film mit Leonardo DiCaprio fesseln lassen.
Aber mein Wecker heute Morgen ist gnadenlos. Mein Mittlerer muss zur Arbeit und Mama bereitet sein Mittagessen zum Mitnehmen vor.
Mit den geschälten Kartoffeln ist mein Kaffee fertig.
Auch wenn sich der Rand vom Brot schon nach oben biegt – verkommen darf es nicht.
Umso frischer begrüßt mich das neunte Fläschchen ELASTEN in dieser neuen Woche.
Nach den sündigen Wochenendfreuden gönne ich meinem Körper intensive Yogaübungen.

Oh ja – heute spüre ich die Mitte.

Der Blick in den Spiegel erschreckt mich, trotz des zehrenden Wochenendes, in keiner Weise. Meine Energie und meine Frische sehe ich auch heute.

Mein Alltag heute hält ansonsten nichts Aufregendes für mich bereit.

Um mich vollkommen einzunorden, ist heute auf jeden Fall der Sandmann ein früher Gast.

Tag 10

Dienstag

In weiser Voraussicht habe ich mein Haupt gestern ziemlich zeitig auf das Kissen gebettet. Denn der Wecker klingelte heute noch eine Stunde früher.
Angereichert mit Früchten und Nüssen sieht der Haferbrei richtig gut auf dem tiefen Teller aus – MMMMH LECKER.
Vor dem Sport auf dem Crosstrainer genieße ich das ELASTEN.
Inzwischen ist der Griff zum Fläschchen schon Routine geworden.
Ich bin ein ELASTENIKER.

Mein Highlight heute ist ein Treffen mit meiner Tochter und ihrem kleinen Schatz. Der Kurzausflug zu seinen geliebten Enten macht nicht nur den kleinen Kerl glücklich.
Regelrecht glückselig ist der Fratz aber erst, wenn er, wie ein Klammeräffchen, an Oma hängend, in den sechsten Stock reiten kann.
Was macht man nicht alles für ein glückliches Strahlen im Gesicht des süßen Burschen.
Ich muss feststellen, dass meine Abneigung gegen solche Fragen, die ich nie mit NEIN beantworten könnte, täglich etwas mehr verblasst. Wie von selbst schaffe ich einen Treppenabsatz nach dem anderen. Durch sein SCHNELLER PFERDCHEN bringt er mich sogar dazu, zu verhindern, dass seine Mama uns einholen kann. Im sechsten Stock angekommen, fehlt mir vielleicht etwas die Luft, aber der Körper sagt KEIN PROBLEM.

Der heutige Tag verabschiedet sich, zu meinem Wohlgefallen, mit einem Gewitter.
Horch mal…die Regentropfen tanzen…mich in den Schlaf.

Tag 11

Mittwoch

Nach dem gestrigen Gewitter zur Nacht begrüßt mich dieser Tag mit strahlendem Sonnenschein.
Zum herzhaft belegten Brot genieße ich den heißen Kaffee und lasse mich für „24 Stunden Spanien“ entführen. Ich liebe Dokumentationen über andere Länder.
Nachdem ich das Mittagessen für meinen Sohn zubereitet habe, das er mit zur Arbeit nimmt, lasse ich mir das elfte Fläschchen vom cremigen Traubensaft schmecken.
Wie kommt es nur, dass ich dabei immer denselben Gedanken habe?
Mach mich jung!
Elasten ist ein guter Freund geworden, den ich täglich mit meinem Dank und Wunsch willkommen heiße.
Meine anschließenden Yoga-Übungen durchfluten mich warm. Ich spüre die wohltuende Dehnung in meinen Gliedern und rede mir selbst positiv zu, auch noch die restlichen Sekunden durchzuhalten.
Für mich.

Bevor ich selbst mit meiner Arbeit beginne, bringe ich noch schnell die Geburtstagsfreude für meinen kleinen Neffen zur Post.

Am offenen Fenster klimpern meine Finger über die Tastatur. Dabei schaue ich auf meine Hände. Es kommt mir so vor, als wäre die Haut auf den Handrücken nicht mehr so trocken wie vor elf Tagen. Im Licht des offenen Fensters zupfe ich mit Fingerspitzen die Haut nach oben.
Nach diesem Test würde ich diese Behauptung eher bestätigen.

Bis zum Nachmittagskaffee mit meinem Mann bin ich total begeistert von dieser Erkenntnis und meiner Energie.
Innerlich weiß ich genau, das habe ich meinem neuen Freund zu verdanken.
Mit tiefer Zufriedenheit in mir verabschiede ich mich, aus dem unspektakulären Rest des Tages bis morgen, in einen geruhsamen Abend und eine erholsame Nacht.

TAG 12

Donnerstag

So erholsam war die Nacht heute aber nicht.
Irgendwie habe ich schlecht geträumt und nach kurzem Aufwachen schlecht in den Schlaf zurückgefunden.
Um meinem Körper einen gut verdaulichen Start zu gönnen, bereite ich mir Haferflocken zu.
Mit Körnern, Chia-Samen und Zimt über den Apfelstücken glaube ich mit jedem Löffel an die guten Auswirkungen dieser Mahlzeit.

Nachdem das zwölfte Fläschchen ELASTEN den Weg die Kehle hinunter genommen hat, lasse ich mich mit Freude und echter Begeisterung vom anschließenden Sport mit Endorphinen überfluten .

Bis zum Mittagessen spüre ich die wohltuende Sättigung meiner Frühstücksflocken.
Das ist ein sehr willkommener Effekt. Mit dieser Basis im Magen denke ich den ganzen Vormittag nicht an Essen.
Ein leichtes Mittagessen rundet diesen unbelasteten Tagesstart ab.

Viel mehr als diese beiden Höhepunkte, ein sättigendes Frühstück und glücklich machender Sport, habe ich, außer der Arbeit, heute nicht geplant.

Daher…bis morgen!

Tag 13

Freitag

Frei-Tag…ist der Tag der Woche, an dem ich noch beschwingter aufstehe als sonst.
Denn dieser Tag gehört meinen eigenen Vorhaben, ohne arbeiten zu müssen.
Als Familienmanager ist der Tag gut ausgefüllt mit Aufgaben von allen.
Aber erstmal ein gutes Frühstück, gefolgt vom dreizehnten Fläschchen Jugend.
Es ist immer noch besonders.
Meine Gedanken ändern sich auch mit Erreichen der Halbzeit nicht.
Mit jedem Schluck, jedem Atemzug, jeder Yoga-Übung sehe ich vor mir, wie das Elixier durch meinen Körper fließt und mir Gutes tut.
Aufgetankt mit positiven Gedanken und voller Energie, stürze ich mich in den ausgebuchten Freitag.

TAG 14

Samstag

Es ist Halbzeit.
Heute stehen genauso viele Fläschchen mit rotem Verschluss nach oben wie nach unten in meiner kleinen Schatztruhe.

Am Samstag nehme ich mir ausgiebig Zeit für mein kraftspendendes Frühstück. Den Abschluss bildet, wie die dreizehn Tage zuvor, mein Zauberfläschchen ELASTEN.
Danach laufe ich, gut gestärkt, meine Runden auf dem Crosstrainer. Ich liebe es, wenn ich ohne Zeitdruck meinen Tag beginnen kann. Nur ein Gedanke lenkt mich von meiner Entspannung ab. Die Frage: „Was soll ich am Wochenende zum Mittag kochen?"

Wie im Fluge sind fünfzehn Minuten vergangen. Noch etwas dehnen und dann geht's los…die Wirtschaft muss leben.
Der Tag wird mit Liegengebliebenem und Wunschvorhaben ausgefüllt. Langweilig wird es mir sicher nicht.
Die eine Veränderung aber lässt mich über die Masse an Vorhaben nur müde lächeln. Mein Rücken macht mit! Es kann nicht besser sein.
Wochenende, kein Zeitdruck und keine Rückenschmerzen.
So ist der Samstag schön!
So ist das Leben schön!

Dritte Woche / Tag 15 bis 21

Tag 15

Sonntag

Vierzehn Tage sind vorüber.
Heute starte ich in die dritte Woche mit Elasten.
Für den heutigen Nachmittag habe ich mir Gäste zum Kaffee eingeladen. Eine nachgeholte kleine Feierlichkeit zu meinem Geburtstag. Zehn Personen sollten in unserem kleinen Wohnzimmer Platz finden.
Angesichts der bevorstehenden Aufgaben zu diesem Anlass kommt es mir gerade recht, dass ich heute nur mit Yoga dran bin.
Nach meiner fünfzehnten Flasche Elasten genieße ich die befreiende Dehnung aller beteiligten Regionen.
Zeit für die Bestandsaufnahme zum Start in die dritte Woche.

Großartige andere Veränderungen, zu den Einschätzungen der ersten Woche, kann ich nicht ausmachen.
Jedoch besteht das insgesamte positive Empfinden nach wie vor.

Beim Krieger betrachte ich die ausgestreckten Arme.
Über den Feuchtigkeitsgehalt der Haut etwas zu sagen, fällt schwer. Augenscheinlich aber sieht die Haut insgesamt satter aus. Das könnten durchaus die Arme einer jüngeren Frau sein.
In der Stellung Hund habe ich dann eine neue Gelegenheit meine Oberschenkel zu beurteilen. Besonders an den Innenseiten waren mir die deutlichen Dellen ein Dorn im Auge.

Heute könnte ich nicht mit Sicherheit sagen, dass es in diesem Bereich eine positive Veränderung gibt.
Tag fünfzehn.
Was erwarte ich?

Doch allein die Möglichkeit, dass sich etwas, wie gewünscht, geändert haben könnte - UND MAG ES NUR DER FEUCHTIGKEITSGEHALT DER HAUT SEIN - erfreut mich und spornt mich weiter an.

Aus der starken Mitte heraus, starte ich in den letzten Tag dieser Woche.

Tag 16

Montag

Nachdem alle Gäste weg und die Wohnung wieder in Ordnung gebracht war, fiel ich gestern Abend kaputt, aber glücklich, in mein Bett.
Der heutige Tag weiß noch nicht so recht, ob er hell werden will.
Gewitterwolken schleichen umher und verheißen etwas Regen.
Noch geladen von den schönen Eindrücken des gestrigen Tages, fällt mir das Aufstehen heute dennoch leicht.
Ich genieße mein Brot zum heißen Kaffee und denke innerlich schon an die anschließenden fünfzehn Minuten Sport.
Obwohl ich mich gestern wirklich ausgiebig bewegt habe, freue ich mich auf diese kleine Sport-Auszeit.
Zeit für mich.
Ich lasse den Inhalt einer Flasche Elasten in meinen Mund laufen.
Der Zusammenhang von Elasten-Genuss und Motivation zum Sport fasziniert mich auch heute noch. Ich möchte, dass mein Kreislauf das flüssige Glück in jede meiner Zellen spült.

Das war dann auch schon der einzige Höhepunkt zum Wochenstart.
Wie immer wird der restliche Tag von Arbeit, Haushalt und anderem Unfug bestimmt.
Morgen ist Fläschchen siebzehn dran. Ich freu mich schon.

Tag 17

Dienstag

Hallo, Fläschchen siebzehn. Ich habe mich schon auf dich gefreut.
Lass uns zusammen in diesen wundervollen Sommertag starten.
Sei dabei, wenn ich den Baum, Krieger und Hund zelebriere.
Während dieser Übungen erlaube ich mir einen genaueren Blick auf die äußeren Fehler, die ich von Innen bekämpfen möchte.
Noch ist die Einschätzung ein Könnte – Ergebnis.
Ein eher Ja ist aber um einiges besser als eher Nein. Ich bin überzeugt, dass sich schon etwas verbessert hat, ich kann es nur nicht richtig greifen und beschreiben, was.
Aus tiefster Überzeugung aber kann ich sagen, dass ich mich vitaler und frischer fühle als noch vor drei Wochen.

Das ist es mir in jedem Fall wert.

Das schöne Wetter und meine Zufriedenheit über die letzten siebzehn Tage nutze ich am Nachmittag für eine schöne Radtour mit meinem Jüngsten.
Welch herrlicher Ausgleich zu einem Arbeitstag.

Tag 18

Mittwoch

Heute Morgen bin ich wahrlich mit dem falschen Fuß gestartet. Mein linkes Bein bewegt sich nicht so schnell wie der Rest. Mit dem Gedanken, ob es Zu viel Sport geben kann, suche ich hinkend die nächste Gelegenheit zur leichten Dehnung. Das verschafft spürbare Erleichterung. Na, geht doch. Nach dem Frühstück nochmal ein kurzer Check – geht – mein Elasten genießen und rauf auf den Crosstrainer.
Ich denke an dies und an das. Und da ist das Problem. Mein Kopf ist heute schon viel zu voll mit Gedanken. Schnell beiseiteschieben und auf den Sport konzentrieren. Das gelingt mir nicht. Verdammt. Kann ich mich nicht vollständig auf den Sport einlassen, hinterlässt diese Zeit auch nicht das wohlige Gefühl. Das ärgert mich. Aber besser als nichts getan zu haben. Mein Elasten wirkt doch trotzdem, hoffe ich.

Ein Termin nach dem anderen bescherten mir heute einige Stunden Arbeit, bis in den späten Nachmittag hinein. An solchen Tagen weiß ich einmal mehr zu schätzen, dass ich von zu Hause und damit jederzeit arbeiten kann.
Den täglichen Nachmittagskaffee mit meinem Mann konnte ich heute auch nicht, wie sonst, genießen. Leichte Kopfschmerzen begleiten mich seit den Mittagsstunden. Selbst das Aufstehen für meine zweite Tasse hätte ich gern delegiert.
Früher als an den vergangenen Tagen gehe ich ins Bett.
Zum heutigen Tagesabschluss kann ich nur sagen das war ein komischer Tag.

TAG 19

Donnerstag

Heute ist ein neuer Tag. Und was für einer.
Die Bäume vor unserem Haus bieten viel Platz für sämtliche Vogelarten. Und alle rufen mir zu - STEH AUF.

An diesem wundervollen Sommertag lasse ich mein ELASTEN mit zentrierten Yoga-Übungen in meine Zellen pumpen. Ich spüre die Kraft meiner Mitte. Der KRIEGER öffnet meine Lungen und ich ziehe die frische Morgenluft bis in das letzte Lungenbläschen hinein.
Nichts erinnert mehr an den komischen Tag von gestern.
Bevor ich mit meiner Arbeit beginne, muss ich noch schnell die Zutaten für das Mittagessen besorgen und eine liebe Geburtstagskarte bei der Post abgeben.
Auf dem Weg zum Auto fühle ich mich innerlich wie ein Mädchen. Säße nicht mein Sohn neben mir, könnte ich genauso gut ein Teenager sein. Auch das verdanke ich ELASTEN.
Dieser kleine tägliche Schluck vermag äußerlich seine Wirkung nicht verfehlen. Auch die innere Wirkung darf nicht unberücksichtigt bleiben. Dieser Saft funktioniert wie ein Katalysator. Jedes neue Fläschchen steigert mein Wohlbefinden.

HEUTE WAR ES DANN SOWEIT.
Als ich so LEICHT an meinem Mann vorbei schwebe, fragt er mich WIE LANGE NIMMST DU ELASTEN NUN SCHON? Ich habe Flasche neunzehn heute genommen, gebe ich zur Antwort – WIESO? Er sagte, dass er meine Haut jugendlicher und straffer empfindet als davor.
Na, das deckt sich doch mit meinen Erkenntnissen. Das ist ja wunderbar.

Wie beruhigend zu wissen, dass auf einen Tag wie gestern ein besserer nächster Tag folgt.
Also kein Grund sich entmutigen zu lassen.
Ich schaue auf den morgigen Tag.
Freitag.
Da habe ich frei.
Diese Tatsache und die wunderbaren Worte meines Mannes treiben mich mit guter Anschubkraft durch diesen Donnerstag.

Tag 20

Freitag

Als ich, vor meiner kleinen Sporteinheit, das kleine Fläschchen in der Hand halte, denke ich - NUR NOCH SO WENIG...Ich sehe nur noch acht rote Kappen.
Mir wird etwas wehmütig ums Herz...
Aber wieso?
Schnell schiebe ich das traurige Gefühl beiseite und springe in meine Sportsachen und rauf auf den Crosstrainer.
Herrlich, wie die Wärme sich in jeder meiner Fasern ausbreitet.
Meine besondere Art der Bewegung MIT GESCHLOSSENEN AUGEN erlaubt es mir, mich ganz auf meine innere Stimme zu konzentrieren...WAS HAT TOM NOCHMAL GESAGT...
Der Gedanke daran und an mein zauberhaftes Elixier sorgt für die erneute Ausrichtung meiner Körpermitte.
Die Spannung nachjustiert.
Die Atmung ruhig und kontrolliert.
Ich bin wie beflügelt von positiven Gefühlen. Der kurze Blick auf die Zeit zeigt schon wieder die letzten Sekunden. Zum Endspurt nochmal richtig Power.

Nicht nur warm und glücklich, sondern voller Energie, starte ich in diesen Freitag. Ich habe mir einiges an meinem freien Tag vorgenommen.
Morgen ist Oma-Tag.
ICH MAG OMA-TAG sagt mein süßer Enkel und ahnt nicht, wie glücklich er mich macht.
Seit ich mit ELASTEN begonnen habe, fühle ich mich nach ein paar Stunden Oma-Freude nicht mehr so knochenlahm.

Selbst wenn nicht mein Wundermittel dafür verantwortlich sein könnte, so ist eine positive Wirkung auf meinen gesamten Körper nicht zu leugnen.

Die Wirkung auf meinen Mann lässt sich auch nicht bestreiten. GIBT ES DAS AUCH FÜR MÄNNER? ...hat er mich heute gefragt. Ihm gefallen die unübersehbaren Auswirkungen. Er spielt mit den Gedanken es auch zu versuchen.
Noch lassen sich die Veränderungen nicht messbar nachweisen, aber das Gefühl IRGENDWAS IST ANDERS ist allgegenwärtig.
Wer möchte sich nicht auch so wohl fühlen?

TAG 21

Samstag

Heute ist Oma-Tag. Wie ich mich auf den kleinen Spatz freue.
Ein kleiner Kerl EIN LAUFENDER METER, der es ganz einfach schafft, dass sich die ganze Welt nur um ihn dreht.
Doch zuerst starte ich auch heute mit meinem Verwöhnprogramm.
Ich kann mir schon nicht mehr vorstellen, ohne ELASTEN in den Tag zu gehen.
Sind die Auswirkungen auch bisher nicht überdeutlich zu sehen, so helfen sie mir doch, an die Erfüllung meines Wunsches zu glauben.
Ich habe keinen Zweifel daran, dass ELASTEN genau die angekündigten Verbesserungen erreicht.
Jetzt genieße ich mein Fläschchen ELASTEN und das Atmen und Dehnen für eine starke Körpermitte. Die werde ich brauchen.

MEINE ERINNERUNG AN VERGANGENE OMA-TAGE...

Bis zum nächsten Morgen habe ich immer zu wenig getrunken.
In der Beschäftigung mit dem Kleinen achte ich nicht genug darauf.
Und unterwegs eine Toilette finden, ist mehr als ein Abenteuer.
Die Schmerzen im Rücken hinderten mich, mit Fortschreiten des Tages, an schmerzlosen Bewegungen und ich sehnte mich danach, dass der süße Fratz endlich schlief. ...und wie süß er das macht...SCHMELZ!
Dafür habe ich nicht viel geschlafen.
Enkel schläft – Oma sorgt sich, ob er gut zugedeckt ist.
Schon mittags spätestens fühlte ich mich auch körperlich wie eine Oma.
Am Tag danach sah ich wirklich sehr müde aus und mein Kreuz brannte wie Feuer.

Kein Satz verging, in dem ich meinen kleinen Enkel nicht daran erinnerte, dass ich ALT bin. Oma kann dich nicht mehr tragen...Oma kann dies nicht und das nicht. Nicht mehr nach vierundzwanzig Stunden Oma Tag...HEUL!

Ich sehnte mich danach, dass meine Tochter meinen Süßen wieder zu sich holte.

Und dann brauchte ich den restlichen Sonntag, um mich zu erholen und mich wieder halbwegs schmerzfrei bewegen zu können. Ohne ein Schmerzmittel hätte ich so manchen Sonntag nur noch weinend im Bett verbringen wollen. Um die Wohnung wieder herzurichten – Kinderbett und Spielzeug wegräumen – brauchte ich ein paar Tage mehr.

Heute ist nun der erste Oma-Tag mit der Zauberkraft von ELASTEN. Morgen beginnt dann auch schon die vierte Woche und es ist Zeit, die Ergebnisse von drei Wochen zu beurteilen.

Angesichts dieser heutigen Härteprüfung bin ich so richtig gespannt, wie diese Auswertung aussieht.

ABER NUN BIN ICH ERSTMAL OMA!

Vierte Woche / Tag 22 bis 28

Tag 22

Sonntag

Das erste lachende Gesicht heute Morgen war das meines süßen Enkels.
Wie kann ein Morgen schöner starten?
Ich habe zwar nicht viel geschlafen...aber ich schaue in den Spiegel und sehe... Wow...

Wie nennt man es, wenn man etwas Unglaubliches erlebt und sein Glück gar nicht begreifen kann?
Unglaublich – Unbegreiflich – ein Wunder – Nicht zu Erklären

Wo bitte ist die Oma geblieben?
Wir haben am gestrigen Tag nichts an schönen Unternehmungen ausgelassen.
Kind getragen,
mit Kind getobt,
dem Kind die Haare geschnitten,
mit Kind Fangen gespielt,
rein ins Bett, raus aus dem Bett,
Kind in sein Bett gelegt, Kind in mein Bett gelegt...
Jede einzelne Tätigkeit davon hätte vor Elasten ausgereicht, um meinen Rücken zum Schreien zu bringen.

Heute zeigt mein Rücken keinerlei Schmerzen, die mich daran erinnern, dass gestern Oma-Tag war.
Es gab keine Situation, in der ich meinen süßen Fratz daran erinnern musste, dass ich DIE OMA bin. Dabei habe ich ihn, ungefragt, herumgetragen, wann immer es sich anbot.

Ich bin einfach nur begeistert!

Hat ELASTEN auch Auswirkungen auf mein gesamtes Knochengerüst und alles was dieses zusammenhält?
Wie kann ich mir sonst diese wundersame Wandlung erklären?
Außer der Einnahme von ELASTEN gibt es keinen neuen Faktor in dieser Gleichung!

Die dritte Woche bringt also ein durchweg positives Ergebnis auf den Tisch. Nicht nur, dass mein Mann mich insgesamt jugendlicher und straffer empfindet, auch ich erlebe meinen Körper mit völlig neuer Kraft und längst vermisstem Gefühl.

Heute mache ich meinem süßen Schlafgast schon Hoffnung auf den nächsten Oma-Tag, ohne mich vor den vergangenen Folgen zu fürchten.

Oder ist das nur Zufall und hat doch nichts mit ELASTEN zu tun?

Im Moment sind mir diese Zweifel Schnuppe.

ICH STARTE, MEHR ALS GLÜCKLICH, IN DIE VIERTE WOCHE.

Tag 23

Montag

So glücklich wie ich aus dem Sonntag kam, starte ich in diesen Montag.
Warum mag die halbe Welt den Montag nicht?
Als Frühstück genieße ich zum heißen Kaffee ein Sonntagsbrötchen, danach mein FLÄSCHCHEN JUGEND.
Mir wird angesichts der schwindenden roten Verschlusskappen bewusst, dass sich meine erste Kiste dem Ende zuneigt.
Also genieße ich jeden Schluck noch mehr als zuvor.

Anschließend durchflute ich meinen Körper, während der üblichen Yoga-Übungen, mit wertvoller Energie.

Nach der erfrischenden Dusche gibt der Spiegel mein neues frisches Aussehen zurück.
Welch großartige Veränderung.

Die Energie aus der tollen Erfahrung des Wochenendes reicht aus, um meinen Montag schwungvoll zu gestalten.

Ob ich diese Energie auch morgen noch haben werde?

Tag 24

Dienstag

Guten Morgen Dienstag!

Nach einem schmackhaften Haferflocken Frühstück schaue ich in meine schöne Elasten Kiste.
Morgen früh zur Öffnung sind nur noch vier volle drin.
Aber das macht mich nicht traurig.
Eher denke ich darüber nach, welch tolle Veränderungen mir die vierundzwanzig Fläschchen bisher bereits gebracht haben.
Und das macht mich glücklich.

Dieser Schluck wird mit einem innigen Dankesgefühl genossen.

Anschließend lasse ich mich in fünfzehn Minuten Laufen auf dem Crosstrainer von Glückshormonen überfluten.
Wunderbar, wie die Wärme durch den Körper strömt.
Wie voll sich meine Lungen, bis in den letzten Winkel, mit Sauerstoff aus dem weit geöffneten Fenster, saugen.

Ich bin voller Leben und das spüre ich mit jeder Faser.

Voller Energie starte ich danach in einen sonst unspektakulären Arbeitstag.

TAG 25

Mittwoch (vier letzte Fläschchen)

Es sollte mich ein turbulenter Mittwoch erwarten.

Der einzige feste Tagesordnungspunkt ist der Genussmoment am Morgen.
Nach dem Frühstück, bevor ich mich den Yoga-Freuden widme, verleibe ich mir die viert letzte Flasche meines flüssigen Glückes ein.

In Vorbereitung auf das große Finale am Samstag, suche ich schon heute intensiver nach möglichen Veränderungen durch ELASTEN.
Es lässt sich nicht leugnen.
Es ist in jedem Fall zu spüren.
Zu sehen...?

Genaue Ergebnisse werden am Samstag dokumentiert.

Morgen habe ich ja noch drei.

TAG 26

Donnerstag

Nicht nur die Woche, sondern auch das ELASTEN neigt sich dem Ende entgegen.
Aller guten Dinge sind drei – somit nehme ich heute eine der letzten drei verbliebenen Fläschchen.
Bevor ich das Fläschchen an meinen Mund setze, atme ich nochmal ganz tief ein.
Prost, mein Glückselixier.
Da waren es nur noch zwei.

Wie die anderen Tage geht auch dieser Donnerstag mit Arbeit und anderen Pflichten schnell vorüber.

TAG 27

Freitag

Es ist ein beklemmendes Gefühl, wenn es heißt...vorletztes und dann das letzte...
Das bedeutet aber auch, dass ich schon sechsundzwanzig Portionen in mir habe.
Sechsundzwanzig Tage habe ich täglich eine Verbesserung und neues Leben gespürt.
Etwas wehmütig, aber vor allem glücklich, fließt der Inhalt der vorletzten Flasche in meinen Mund.
Mit der Kraft seines Inhalts tauche ich spritzig ein in den Tag vor der letzten Flasche.

TAG 28

Samstag - FINALE

Heute ist FINAL-TAG.
Das letzte Fläschchen ELASTEN passiert heute meinen Verdauungstrakt.
Doch als erstes ein schönes Frühstück.
In meinem Kopf bin ich schon mitten in der Auswertung. Ich denke schon darüber nach, auf welche Veränderungen ich besonders achten möchte und was mir in den letzten siebenundzwanzig Tagen aufgefallen ist.
Direkt nach der ersten Energieaufnahme proste ich mir selbst mit der LETZTEN AMPULLE ELASTEN zu.
Also dann.
Während der Yoga-Übungen schaue ich genau auf alles, was ich mit ELASTEN beseitigen wollte.

Am auffälligsten waren die tiefen Furchen am Dekolleté. Und dazwischen viele kleine.

ERGEBNISSE NACH ACHTUNDZWANZIG ELASTEN AMPULLEN

Die flachen kleinen Fältchen sind kaum noch sichtbar.
Die wirklich tiefen Furchen sind meiner Einschätzung nach etwas flacher geworden, aber noch deutlich erkennbar. Da helfen immer nur noch günstige Lichtverhältnisse, damit man diese nicht mehr sieht. Dafür braucht es wohl mehr Zeit oder stärkere Geschütze.

Mein Mann empfindet mein Hautbild deutlich straffer und jugendlicher als vorher. Das freut ihn! Und mich noch mehr.

Meine Fingernägel überstehen mittlerweile gut einen Stoß an ein Hindernis. Zuvor bedeutete das ein Nagelbegräbnis.

Auf meinem Kopf sehe ich besonders an den
– BEI DEN MÄNNERN: GEHEIMRATSECKEN –
viele kürzere Haare, die im letzten Monat gewachsen sind.

Auch im Gesicht scheint mein Damenbart deutlich an Wachstumsgeschwindigkeit zugelegt zu haben.
DARÜBER FREUE ICH MICH ABER NICHT SO SEHR – GRINS.

Die Oberschenkelinnenseiten erscheinen auch weniger gedellt, als bei denselben Übungen zum Anfang.

Insgesamt präsentiert sich meine Haut am gesamten Körper frischer und jugendlicher.
Schon morgens strahlt mich ein frisches Gesicht im Spiegel an.

Diese Veränderungen und das Erleben spritziger Energie und Frische sind schon ein erfreuliches Ergebnis.

Die VERBLÜFFENDSTE VERÄNDERUNG allerdings ist für mich, dass das ELASTEN auf jeden Fall innerlich eine Verbesserung bewirkt hat.
Absolut unerwartet ist die Wirkung, die ELASTEN auf meine Wirbelsäule zu haben scheint.
Dass ich nun voller Kraft und Energie bis zum nächsten Tag eine sportlich-vitale Oma sein kann, ohne jeden Spaß mit meinem Enkel bereuen zu müssen, wiegt für mich schwerer als jede andere Veränderung, die ich erwartet hatte.

Und ja, ich habe einiges von ELASTEN erwartet.

Wunder vollbringen kann auch dieses Elixier nicht.
Sicher!

Nur Elasten allein hätte die positiven Veränderungen nicht vollbringen können.

Es ist vielmehr die Kirsche auf der Sahne, das Tüpfelchen auf dem I.
Es geht auch ohne, doch erst dieser kleine Zusatz macht es perfekt.

Meine Entscheidung wurde mehr als belohnt.
Da eine dreimonatige Kur mit Elasten empfohlen wird und ich noch auf die bisherigen positiven Veränderungen aufbauen möchte, habe ich eine weitere Packung frischer Ampullen Elasten in der Apotheke geordert.
Ich werde den Damen dort bei der Abholung von meiner positiven Erfahrung Bericht erstatten.

Wenn ich den Preis einer Packung gegen die Auswirkungen aufwiege, so komme ich nur zu einem Ergebnis.
Es lohnt sich.
Nicht allein, dass ich intensiver auf mich achte.
Ich spüre das Leben intensiver, bunter, schöner und glücklicher – weil sich Gedanken nicht mehr um Schmerzen oder Beeinträchtigung drehen.
Der Körper ist frei. Das macht den Geist frei.
Was kann eine Entscheidung lohnenswerter machen als diese mit keiner Faser zu bereuen?
Du entscheidest dich mit Elasten für ein vitaleres Leben.

Mit dieser wunderbaren Erkenntnis endet der erste Teil meines 28 TageBUCHes.

07. Juni bis 04. Juli 2020

28 TageBUCH2.0

Von Tag 29 bis zum Ende vier Monate Einnahme

Mein Selbststudium sollte über die achtundzwanzig ersten Tage hinaus gehen.
Was schafft das ELASTEN noch?
Wie geht es mir im weiteren Verlauf?

Schon achtundzwanzig Tage mit ELASTEN haben aus mir einen neuen Menschen - eine NEUE OMA gemacht.
Die Empfehlung lautet, mindestens drei Monate diese Kur mit dem verjüngenden Saft zu nehmen. Das wollte ich auf jeden Fall befolgen.
Eine weitere Packung stand nach der ersten schon bereit und so nahm ich weiterhin täglich eins dieser Fläschchen ein.
Zugegebener Maßen sind die Bedingungen in den ersten achtundzwanzig Tagen mehr als optimal gewesen.
Sport auf dem Crosstrainer wechselte mit Yoga und der Wasserhaushalt war stets auf dem Höchststand.
„Dank" Corona in diesem Jahr hatte ich ausreichend Zeit und die „erzwungene" Freiheit, mich meinem Jungbrunnen-Programm ausgiebig zu widmen.
Dass ich diesen Zustand nicht ewig durchhalten konnte, war mir von Anfang an klar.
Mit Einkehr einer gewissen Routine und schrittweisen Rückkehr zum alltäglichen Wahnsinn, zog auch bald der Schweinehund wieder bei mir ein.
Ist es nicht immer so? Kaum geht es einem gut, ist der Schmerz der Vergangenheit vergessen und jede Ablenkung vom Teufel Sport und Disziplin willkommen.

Dennoch versuchte ich, mich so oft es ging zu ermahnen und mein Programm weiter voranzutreiben.
Oftmals holte ich den Sport am Abend nach oder machte stattdessen Yoga.
Mit wenigen Abstrichen zur ersten Packung ELASTEN führte ich diesen Weg bis zum Ende der vierten Packung fort.
Da der positive Effekt nicht abriss, entschloss ich mich, nach der 112. Flasche aufzuhören.

Es geht mir sehr gut.
Die durchweg positiven Veränderungen waren deutlich zu spüren und zu sehen.
Einhundertzwölf Tage lang gönnte ich meinem Körper ein wunderbares Elixier, das mir nicht nur schmeckte, sondern auch innerlich und äußerlich so viel mehr Lebensqualität schenkte.

Mit der Frage, wie lange es wohl dauern würde, bis ich das ELASTEN vermissen und wann die Wirkung dessen nachlassen würde, startete ich ab dem 113. Tag…

…in eine Zeit ohne ELASTEN…

(Zeitraum: 04. Juli bis 27. September 2020)

28 TageBUCH2.1

ab dem 113. Tag ohne ELASTEN

Da die inneren und äußeren Veränderungen mit ELASTEN deutlich zu erkennen waren, erwartete ich keine starken Einbußen, wenn ich ohne diese Trinkkur leben würde.
Ich war sehr gespannt, wie lange es dauern würde, bis ich es merke.
Zu Beginn der Kur spürte ich bereits nach etwa vierzehn Tagen die positiven Wirkungen.

Mein Mann war der erste, dem eine negative Veränderung auffiel.
Nicht äußerlich!
Bereits etwa fünf Tage nach Absetzen des Mittels bemerkte er eine rapide Verschlechterung meines positiven Energiepotentials.
Ich war eher müde und wirkte auf ihn nicht mehr so quirlig wie unter der Wirkung des ELASTEN.
Mir selbst redete ich ein, dass das augenscheinliche Nachlassen meiner morgendlichen Frische nur eingebildet sei.
Ich schaute in den Spiegel und dachte: *Na, altes Mädchen, du warst auch schon mal frischer.*
Aber wirklich geglaubt habe ich nicht, dass es wirklich so sein könnte. In etwa so, wenn man auf die Sonnenbank geht und nach einer Zeit nicht mehr sieht, dass man braun ist, wogegen jeder andere dich als Schokohasen bezeichnet.

Im Laufe der darauffolgenden zehn Tage nahm meine körperliche Fitness dermaßen einen Sturz nach unten, dass ich es nicht fassen konnte und wollte.

Vor zwei Wochen bin ich noch mit meinem Enkel auf dem Rücken im Tierpark Treppe hoch und runter gehüpft.
Doch nun spürte ich wieder meinen Rücken.
Jede Bewegung machte mir bewusst, dass ich einen Rücken habe.
Und der schmerzt.

Selbst die Bewegung auf dem Crosstrainer, meine Yoga-Übungen und strenges Achten auf den Wasserhaushalt brachten wenig Verbesserung.

Auch, wenn ich gestehen muss, dass meine sportliche Betätigung nicht mehr so diszipliniert gewesen ist, wie in der ersten Phase meines ELASTEN-Studiums, so war ich doch sehr enttäuscht.
Ich fühlte mich wieder wie zu Beginn der viermonatigen Kur.
Ich wollte es gar nicht glauben.
Das Nachlassen der positiven Wirkung durch ELASTEN brauchte exakt genauso lange wie das Eintreten. Vierzehn Tage reichten, um mein Leben wieder komplett umzudrehen.
Mein Schlafverhalten und meine Stimmungslage änderten sich.
Ich hatte Kopfschmerzen und der brennende Ring um die Hüfte begleitete mich den ganzen Tag. Ich musste sogar den einen oder anderen Tag auf ein Schmerzmittel zurückgreifen, was ich mit ELASTEN überhaupt nicht mehr brauchte.

Mein kleiner Enkel musste sich nun wieder mit der Aussage: *Oma ist alt* begnügen und schaute mehr als einmal traurig, dass die spaßigen Zeiten mit Oma vorbei schienen.
Meinem Mann gefiel diese alte Frau genauso wenig wie mir.
Daher fassten wir beide den Entschluss.

Das ELASTEN muss wieder kommen.
Der Erfolg, der mich zu einem aktiven Menschen werden ließ, spricht einfach für sich.

Die Einnahme von ELASTEN bedeutet für mich, dass ich ohne Schmerzmittel ein aktives Leben führen kann. Daher musste ich nicht mehr lange überlegen.
Wenig später hielt ich eine neue Packung ELASTEN Trinkampullen in der Hand.

Und so kam es, dass ich nur siebenundzwanzig Tage nach der letzten Ampulle eine neue Packung öffnete.

Ist das meine Rettung?
Werde ich wieder die sportliche Oma für meinen Enkel sein können?
Kann ich den Abbau mit der erneuten Einnahme von ELASTEN stoppen und wieder zum Positiven drehen?
Kann ich wirklich nicht ohne ELASTEN aktiv und schmerzfrei leben?

(Zeitraum: 28. September – 23.Oktober 2020)

28 Tagebuch2.2

ab 24. Oktober 2020

Elasten, ich brauche dich

Nun bin ich also wieder in einer ähnlichen Position wie vor ein paar Monaten.
Die äußere Verbesserung, in Form von strafferer Haut am Körper, hielt weiterhin an, obwohl der Spiegel am Morgen ein müderes Gesicht zurückgibt.
Das Einstellen der Einnahme von Elasten brachte vor allem innerlich eine rapide Verschlechterung.
Mein Rücken quält mich erneut mit brennenden Schmerzen. Jeder Tag, den ich nur mithilfe eines Schmerzmittels ertragen kann, ist ein Verlust an Lebensqualität. Ich fühle mich alt und schlapp.
Mit jeder Erläuterung für meinen Enkel, warum er nicht mehr auf Omas Rücken die Treppen hinauf reiten kann, ging es mir zusätzlich schlechter.

Aber nun, mit der neuen Packung Elasten in meiner Hand, habe ich nicht nur die Hoffnung, sondern das Vertrauen, dass diese wohlschmeckende Tinktur mit Kollagen mir Abhilfe schenken wird.
Ich knüpfe alle Hoffnungen erneut an das Elasten.

Schon am zweiten Tag schenkt mir mein Mann mit den Worten: *Du bist wieder süß doof!* ein nettes Kompliment.
Ich konnte es nicht erklären und wollte aber auch nicht das Elasten ausschließlich dafür verantwortlich machen.
Vielleicht hat mich die Erinnerung an den ersten Erfolg einfach so sehr beflügelt, dass ich so energiegeladen war.

In jedem Fall fühlte ich mich unmittelbar nach den ersten Fläschchen viel positiver und voller Energie, dass ich mir täglich dafür auf die Schultern klopfte.
Diese Euphorie hielt etwa fünf Tage an. Danach wurde ich weitestgehend normaler.
Ständig auf hundertachtzig mit der Stimmung verträgt die Umwelt auch nicht dauerhaft (GRINS).

Jeden Morgen nehme ich nun zum Frühstück wieder eine Ampulle zu mir.
Ich diszipliniere mich, täglich meine Yoga-Übungen für die starke Körpermitte zu machen und ausreichend zu trinken.
Sonntags und wenn die Gelegenheit günstig ist, gehört für eine halbe Stunde der Crosstrainer mir.
Das Sportprogramm ist leicht zu integrieren.
An das Trinken, was im Sommer leichter fällt, muss ich mich zeitweise erinnern.

Nach etwa vierzehn Tagen stelle ich fest, dass die positive Wirkung von ELASTEN wieder vollumfänglich zu spüren ist.
Erst gestern Abend registrierte ich die zahlreichen äußeren Veränderungen, auf die ich schon gar nicht mehr explizit geachtet hatte.
Die Haut an meinen Oberarmen ist fester. Mein Mann stellte fest - am ganzen Körper ist die Haut elastischer als zuvor.
Der Blick in seinen Augen, wenn er seine Frau anschaut, spricht für sich.

Die tiefen Linien, der GRAND CANYON MEINES DEKOLLETÉ, sind auch ohne Brille sichtbar. Daraus kann auch ELASTEN keine Blümchenwiese machen. Die kleinen Fältchen dazwischen allerdings, sind kaum noch auszumachen. Der gesamte Bereich ist unauffälliger geworden.

Das heißt also, man darf nicht erwarten, dass ELASTEN ganz tiefe Furchen aus der Haut bügelt. Aber ehrlich, dass ich nicht mehr zwanzig bin, kann man irgendwo gern erahnen.

Meine Fingernägel muss ich nun regelmäßig schneiden. Vorbei sind die Zeiten, in denen ein kleiner Stoß reichte, um die Nägel zu vernichten. Jetzt macht es wieder Spaß einen schönen Lack aufzutragen.

Morgens begrüßt mich im Spiegel, auch ungeschminkt, ein waches frisches Gesicht.

Auch wenn sich immer noch Haare bei der Wäsche verabschieden, stehen zahlreiche kleine Baby-Haare wild in alle Richtungen ab. Meine Friseurin hatte beim letzten Besuch vor ein paar Monaten ihre wahre Bändigungsfreude. Eine üppige Frisur ist also kein Wunschtraum.

Äußerlich hat ELASTEN in jedem Fall seine Wirkung gezeigt.

Für mich um einiges WERTVOLLER zu bewerten – als die äußeren Verbesserungen – ist die innere Wirkung.

Neben einem lebendigen Lebensgefühl, erhält mein gesamter Körper mit ELASTEN eine Aufrichtung, die ich seit vielen Jahren vermisst habe.
Rückenschmerzen treten nun nur noch ein, wenn ich denke, ich kann Schränke tragen, die ich auch mit einem gesunden Rücken nicht tragen sollte. Dass ich mir das aber wieder zutraue, verdanke ich dem Zaubersaft aus der kleinen braunen Ampulle.
Ich bin ausgeglichener und voller Energie.
Kein Wunder, ein Körper ohne Schmerzen lässt dich strahlen.

Es wäre gelogen, würde ich behaupten, dass ich nun mit ELASTEN keine körperliche Erschöpfung mehr spüren würde.
Ich bin nach einem aktiven Tag auch sehr froh, in die Waagerechte zu kommen. Erschöpfung nach leicht fließender Aktivität ist aber erträglicher als brennende Schmerzen, die dich erstarren lassen.

Nun kann mein süßer Enkel, wieder mit Freude und den Worten: OMA, ICH REITE WIEDER AUF DEINEM RÜCKEN NACH OBEN auf meinen Rücken springen.
Und seine Oma hüpft lachend die Treppen bis in den sechsten Stock rauf und runter.

Für mich hat sich die Einnahme von ELASTEN äußerst positiv auf mein gesamtes Leben ausgewirkt.
Solange ich aktiv und beweglich den Alltag meistern möchte, wird ELASTEN mein ständiger Begleiter sein.
Und wer nicht, wie ich, auf die unglaublich positive Wirkung im Knochengerüst baut, kann sich auf ein verjüngtes, vitales und frisches Leben freuen.

Das sagt mein Orthopäde

Der Befund meines Wirbelgleitens, mit Einbuße der Bandscheibenhöhe, ist in Röntgenaufnahmen belegt. Mein Orthopäde hat die Diagnose im Jahr 2014 gestellt und kennt meinen Verlauf.
An diesen Besuch seiner Praxis kann ich mich noch gut erinnern.

Vorgeschädigt durch die Schandtaten der vorherigen Jahre, hatte ich zu dieser Zeit zunehmend mit starken Schmerzen und eingeschränkter Beweglichkeit zu kämpfen.
Der Betreuungs- und Hausservice-Dienst, meine eigene Herzensangelegenheit, brachte mich an den Rand der Verzweiflung. Der Bedarf an helfenden Händen im Haushalt Älterer, aber auch von Familien, überwog. So war ich am Ende mit stundenlangen Reinigungsarbeiten in den Haushalten meiner Kunden beschäftigt. Den Abschluss einer sechsstündigen Hausreinigung konnte ich nur noch auf Knien und mit ausreichend Abstützung absolvieren.
Als die Rede von einer möglichen Versteifung der Wirbel war, entschied ich mich, meinen Dienst zu quittieren.
Ich wollte alles versuchen, um meinem Rücken dieses Ende zu ersparen.
Der letzte Termin im Jahr 2019 endete mit der ernüchternden Beurteilung, dass sich mein Beschwerdebild wohl nicht mehr bessern wird. Mit stärkenden Übungen für die Bauchmuskulatur könnte ich aber eine Stabilisierung erreichen, so dass es möglich sein sollte, halbwegs schmerzreduziert zu leben.

Bis zur Einnahme von ELASTEN litt ich aber, trotz intensiver Übungen, weiterhin an lähmenden Schmerzen.

Mehrere Male packte mein Mann beherzt zu, wenn mich der schneidende, schussartige Schmerz im Rücken, aus dem Gleichgewicht brachte.

Da die Einnahme von ELASTEN eine Komplettwende im Bewegungsbild meines Körpers erreicht hat, interessierte es mich natürlich brennend, ob mein subjektives Empfinden auch objektiv zu beweisen ist.
Ein Termin war zügig vereinbart.

Leicht nervös sitze ich im Wartezimmer.
Voller Hoffnung, eigentlich in tiefer Überzeugung, saß ich Minuten später im Behandlungsraum und wartete auf den Doktor.
Zu meinem eigenen Ärgernis, habe ich ihm, bereits in den einführenden Worten zur Begründung meines Besuches, verraten, dass ich ELASTEN als Grund für mein fantastisches Befinden sehe.
Ohne dem Gedanken auch nur einen Spalt Raum zu lassen, bezweifelte er ohne Umschweife auch nur die Chance dieser Möglichkeit.
Meiner Bitte um Kontrolle zum Vorbefund entsprach er ohne Widerwillen, da ein Vergleich zum Befund, nach ein paar Jahren, ohnehin angemessen sei.
Im Warten auf die Röntgenbilder rutschte ich angespannt auf dem Stuhl hin und her.
Ich habe es schon erwartet, dennoch trafen mich die auswertenden Worte zum Befund hart. Seiner Ansicht nach, habe nicht ELASTEN die positiven Erfolge gebracht, sondern meine Übungen zur Kräftigung der Bauchmuskulatur, die ich doch sicher gemacht habe.
Er könne jedenfalls keinerlei Verbesserung in der Aufnahme sehen.

Zugegeben, sind die Voraussetzungen, für einen absolut verlässlichen Vergleich, nicht sehr vorteilhaft gewesen. Hätte man gewusst, dass ich Jahre nach der Diagnose ein Mittel nehmen werde, das mir ein neues Rücken-Leben schenkt, hätte man zu diesem Zeitpunkt ganz anders drauf geschaut.

Der Aussage des Arztes kann ich jedoch eine Tatsache ganz klar dagegen setzen.
Die Sportübungen habe ich, seit dem Anraten mehrerer Ärzte, regelmäßig ausgeführt. Zur Beschwerde- und Schmerzfreiheit hat dies aber nicht geführt.
Erst mit der Einnahme von ELASTEN kann ich, auch ohne Sport, ein bewegliches Leben führen.
Im Gegenteil, hat sogar die kurze Pause vom ELASTEN , trotz Sport, zu einer sofortigen Verschlechterung des gesamten Körperbefindens geführt.
Das erneute Auftreten der Schmerzen, die mittlerweile verblasst waren, stürzte mich in eine tiefe Traurigkeit.
Seit ELASTEN wieder täglich zu meinem Morgen gehört, ist mein Rücken nur noch interessant, wenn mein Enkel auf ihm in den sechsten Stock getragen werden will.

Mein gesamtes Umfeld, angefangen von meiner Familie, die die schmerzgeprüften Zeiten mit mir durchlitten hat, sieht die Auswirkungen dieses Produktes.
Mein Mann stand schon mehr als ein Mal lachend im Zimmer, wenn er sah, dass ich mit meinem Enkel auf dem Rücken, Pferdchen spielend, durch die Wohnung ritt.
Das wäre vor ELASTEN undenkbar gewesen.

Fazit

Mein Aktives Leben mit ELASTEN

Mein Wunsch nach anhaltender Jugend brachte mir viel mehr, als ich je zu hoffen wagte.
Anders gesagt, brachte es mir ein NEUES LEBEN.
Nie hätte ich auch nur ahnen können, dass diese schmackhafte Flüssigkeit mein Leben derart verändert.
Seit dem 7. Juni 2020 erlebe ich die Auswirkung von ELASTEN auf mein Leben und habe es nachweislich hier in diesem Tagebuch dokumentiert.

Mein Weg bis zum Fünfzigsten ist nicht mehr weit.
Doch, dank ELASTEN schaue ich dem gelassen entgegen.

Bringt ELASTEN die Jugend zurück?

ÄUßERLICH HAT DIESES ELIXIER MEINE ERWARTUNGEN ABSOLUT ERFÜLLT.

Tiefe Furchen, wie die auf meinem Dekolleté, sind zwar noch sichtbar, aber inzwischen muss ich die richtige Position suchen, um sie zu sehen. Die feineren Linien dazwischen sind fast verschwunden. Der gesamte Bereich ist um Einiges unauffälliger geworden. Ich gehe davon aus, dass sich mit der weiteren Einnahme dieser Zustand noch weiter verbessert.
In jedem Fall hat es dazu geführt, dass das Hautbild am gesamten Körper fester, elastischer und frischer geworden ist. Selbst ungeschminkt gibt mein Spiegelbild am Morgen ein strahlendes Gesicht zurück.

Bei der Haarwäsche finden sich immer noch einige Exemplare im Ausguss wieder. Jedoch wachsen auch stetig neue nach.

Nägel an Händen und Füßen weisen seit der Einnahme von ELASTEN eine erstaunliche Festigkeit auf.

Schon diese äußeren Veränderungen lassen mich über den nahenden fünfzigsten Geburtstag nur lächeln.

INNERLICH BRACHTE DIESE FLÜSSIGKEIT DIE GRÖẞTE ÜBERRASCHUNG!

Zunächst erfreute ich mich am erholsameren Schlaf und der spritzigen Energie, die mir dieses Elixier brachte.
Schon nach etwa vierzehn Tagen war jedoch mein Leben nicht mehr wie es war.
Die Erinnerungen an Zeiten quälender Schmerzen und lähmender Erscheinungen im Rücken verblassen täglich mehr.
Die positiven Auswirkungen von ELASTEN auf meinen Bewegungsapparat haben das Leben meiner gesamten Familie positiv verändert.
Wenn mein Mann an unsere erste Zeit zurückdenkt, wo er noch erleben musste, wenn ich, wie angeschossen, in eine Schmerzstarre verfiel, besteht er darauf, dass ich das ELASTEN nie wieder absetze.
Selbst ohne Sport, befindet sich mein Rücken, dank ELASTEN, wieder in Bewegung, statt in einem Zustand.

Auch, wenn der Preis dafür im ersten Moment etwas abschreckte, ist ELASTEN für mich ein Geschenk.
Die Auswirkungen dieses Mittels auf meine Wirbelsäule wiegt für mich schwerer und ist mir jeden Cent wert.

ELASTEN wird mich in meinem weiteren Leben begleiten.
Zusammen mit ausreichend Schlaf, Flüssigkeit, Sport und ausgewogener Ernährung schaue ich in eine schmerzfreie, bewegungsfreudige Zukunft.
Die positiven Auswirkungen auf die Haut sind ein willkommenes Zusatzgeschenk.
Und alles zusammen ein großes Glück.

Nun kann ich nicht nur wie eine jüngere OMA aussehen – ich kann mich auch so bewegen.

Anmerkung

Die, in diesem Tagebuch, geschilderten Erfahrungen mit ELASTEN gelten nur für meine Person.
Dies hat keine Aussagekraft über die Wirkung anderer Kollagen-Produkte.
Ebenso gebe ich keine Garantie, dass ELASTEN bei jedem so wirkt.

ENDE
September 2021